Puzzle #1

EASY

			4					
2	3		5	9	1			
1	6	4		7	8			
5		2		8	7			
			1		4		3	
	7	3	6		9	8		1
	2	1		3	5		4	
9								6
	8	7		4		1		5

Puzzle #2

EASY

7	5			3			2	
4		3	9	1	7			6
9					5	7	3	
			1	7		6	5	8
			8		6	4		7
	8							
	9					1		
3		2	4		9			
	7		3	8	1		6	9

Puzzle #3

EASY

		9			8	2		
	1					9	4	3
2							5	1
1			7	8	2		3	5
7				5	1			8
	8		4			1	7	
	7		3		6			
				4	9	7		6
8		1		2		3		

Puzzle #4

EASY

9		5	1	6		7		8
			5					3
1					8			4
6	7	2	8	5				1
3								6
4			3	9	6			
	2	6			9	8		
						2	4	9
5	9	4	2	8				

Puzzle #5

EASY

	1					2		
7		2		8		1		
4		9	5				3	7
	5			6	3	4		9
		6		4			8	5
2			7	5	9		1	3
5			4	9	8	3		
9				7	6		4	
	2	4				9		

Puzzle #6

EASY

		5				6		1
		8	1		6			
	6	9	5				8	7
9		2			5		6	3
8		3	6	7		9	1	
	1				9			
5	8	4			2		3	
	2		9	5				
		6	4	3		8		5

Puzzle #7

EASY

	9	5	7	8	6		2	
			5	3		7	6	
3	7					8		9
5		9		7	3			
	3	7				2		5
	8	1		2	5			4
7				9	4		1	
9	1			6				2
		2				9		7

Puzzle #8

EASY

		9						3
	3		9	2	7	5		
	8	2	3		1		9	
3	7		4				8	5
				7	3			6
			1					
	6	5			9			
	1		8	4	6	7	5	
			2	3	5	9	6	

Puzzle #9

EASY

Puzzle #10

EASY

			4	1				9
	1	3	6	2		8		4
	9		8	3			2	
6	2	4				9		
	5	1	9	8				
	7				2		3	
		5	2	4	6			
			1		3		9	
		6				5	4	2

Puzzle #11

EASY

2			6		9		7	
				8		2		6
3	6		2	1				
5	4	6		7			1	2
	9		4			6	5	
8				5			9	
1		7			5			4
		8	1	9	2	7		
	2			4	3	5		

Puzzle #12

EASY

Puzzle #13

EASY

4	7	9	6					
8		6		4	1	5		
	5						7	
			9				6	2
	8	7	4					3
		2	3	1	8	4		
1				8				
6	2		5		9	1	4	8
	4			3		2	9	

Puzzle #14

EASY

		9	3	6		2	5	7
8		6					4	1
2	7		1	9	4			3
			4					
4	9	1	7		6			8
	6	7					9	
							6	
				5		8	2	
	5	2	8	4	3	1	7	

Puzzle #15

EASY

7									2	
	8			6					1	
	4	1		7	5	9		8		
9		5			3	6				2
				2	8	5		9		
6					7	1			4	5
4	9			3		8		2		1
	5				4					7
		2							3	

Puzzle #16

EASY

7	4	2			6			
8	5		9				4	2
9				1		7	8	
					7		5	
6				8	9		7	
					1			6
1			7	6	4	9	2	8
		6		3				
2	8	7	1	9	5	4		

Puzzle #17

EASY

9		1		3	8	2		
			9		7	5	6	
		3	2	6			8	
4			7				5	
	8			2	1	6		
	9	6	8					2
	3	5	4	8		9		
	7	8	1	5				
			6	7	3		2	

Puzzle #18

EASY

8	2				5		1	
	6			9	4			
				1	8			
	4	1	5			8		
	9					3	2	7
7		8		2	6	1	5	
				7			3	1
6		9	8	5	3	7		
		2		4	9		8	5

Puzzle #19

EASY

3		4	1	6			9	
8	9	2		4	3			
7		1	9	8		4	5	
					8	2	7	
5			7					8
			3	2	5			4
6			2		9			
	4				1	7	2	
	1		4	3		5		

Puzzle #20

EASY

5	2		8	7			1	
9	7				1	2	3	
	1	4		2		8		7
	5		2		6			3
		3	4				2	
2	6			3				4
8	3		5	6		1		
	4				8		5	6
						3	4	

Puzzle #21

EASY

1	3		6				5	9
9	2				5	8		
		8		3	9	1		
	4			6	1		7	5
		7	2	9	8			
			7	5		6		8
4	8			1			9	
6						4	8	
	1	9		4	7		3	

Puzzle #22

EASY

2			8		5	6		
7		6		1	9		5	
	5				6			
			6		4			9
8	4	9		5	2		3	
			3		7		8	1
	2	7						
			5		3	8		
3	8		2				4	7

Puzzle #23

EASY

2	5				7	4	8	
8	9		5	4		6	2	
				2	9		3	
			2		3			4
3		4		1	5	7		
	1				4		9	
6					2	8		
	7	2	3	5				6
9							1	5

Puzzle #24

EASY

		8	5	7				
	1			8	3			
2	3	7	4			5		9
1			6			9	4	
3		9			5	2		
	5		7	9		3		
				2		8		3
8	4		3			7	6	2
9				7	6	4		

Puzzle #25

EASY

	9	5	8	6	2			
	4			5	1	2		
	1			7				
5		3				6	9	
				3		7		2
1		8	6					
6		7	5	2		1	3	
	3	1			4	5	6	
		9	3			8		

Puzzle #26

EASY

2	1	8	7	9		3		
	3	9			8		1	7
			5	1		8		
9							3	
	8			3	6			4
		5						1
		3		2	7		8	
		6			1		7	9
1	9	7			5	2	4	3

Puzzle #27

EASY

		4	7	6				8
2	8							6
6		7			8	1	2	
	6		8		9	4	3	
	4		3	1		9	6	2
	2					5		1
3			6	9		8	5	
8		6	1		4			3
				8			1	

Puzzle #28

EASY

Puzzle #29

EASY

	3	9	6	2		5		
						3	4	
2	1			7				9
			2		7		6	
7			1			9	3	
	8			4	9		2	5
9	6					1		
	2	1	9		5	8	7	
3		5		1			9	6

Puzzle #30

EASY

	2			7		8	9	
		8				6		5
4		6	9	2		3		
5	7			6	3			1
	1		8	4		7		2
	4	2	7					
	8			5	1			
2	6				7		4	
			4	9	2			

Puzzle #31

EASY

9	3			5	7		8	4
8							9	7
	2	1			4			5
	7				8			
			5					8
		8	2		3	4		
5				3	9			6
	8	9	7	2	6			
6		2		1			7	

Puzzle #32

EASY

			4		8		6	5
	7			9	3	4		
9					6			3
	8		2	6				
	4	2	8		5	3	9	7
	9		7	3				
4		8	3			6		9
			6	4			3	8
5							4	2

Puzzle #33

EASY

7		3	8			9	4	
		8					1	7
2		4						5
	9		6	5	8	2		3
	8		2				9	
			9	3		8		1
	3	9	7	8			2	
	2				1			8
8	4				3			9

Puzzle #34

EASY

		1	7			3		
	2	6		1		8	4	
8	9						2	
			3		2			4
		8			7	6		
	5	2	6		1			
	6		7	2			3	8
2	7	9	8					
	8	4		5			9	7

Puzzle #35

EASY

8		3	5	7		9	6	4
			6	9				8
4			8			5	7	
1				5	6			
	8	5			3		4	
	3			4				6
	4		1		5			9
5							3	1
7			3	2	9		8	

Puzzle #36

EASY

8	1				5	9	6	
	9		1			8		2
		2						
			7	3			5	1
			6	4			3	8
2						4	9	
6	7		4		3		2	5
	2	8	9	7			4	
1	4		2				8	

Puzzle #37

EASY

	5				4			1
		9		2	6	3		
			1	9	7	4	2	5
1		5			9			
	9			3				6
6	3					1	9	7
9			6				8	
		7	2				5	9
		6	9	7	3			4

Puzzle #38

EASY

4				7			8		
		7		8	9	2			
		9				4			7
		8		7	3		1		2
5					4	6			3
	3			9		8		5	6
7	1	2			8		3		
8	6	5				7		9	
9				6	5		2		

Puzzle #39

EASY

1	9	5				4		
		3		5				6
6	7	8		3		5		1
7				4			1	9
		4				6		2
	3	1	7					
8			3			1		7
2				8		9		3
3			5		7		8	

Puzzle #40

EASY

7					5			
4	2			8	7			5
				3	2	7	6	9
	6		3	7	8		2	
9				2	1	4		
3							7	
	8	7		1		5		
				9	6		1	
1	3		7		4			6

Puzzle #41

EASY

	3	6			7	8	2	5
	4		1		8	9	3	
9	7				3			4
	5	3			2		9	
7			6		1	5		2
6			8				7	3
	6					7		1
		2	9					
5	8				4		6	

Puzzle #42

EASY

	2				8			
			9	5				
	5		6			9		2
	7	5				4	2	3
	6		7	3				8
		4	1	2		7		6
		6		8		1	3	7
3		7	2	6		8		
	1		3		7	2		9

Puzzle #43

EASY

7		5		2				4
		4				9	5	6
	9	3	8	5				7
	6		3			4		
	5		4				6	9
4					2	1	7	
3		6	2	9		7		
	2				7		9	
9			6		8		4	

Puzzle #44

EASY

		2			3			
		1	4				8	2
7	9	6				5		
	5	9	3					8
				8	9	2	5	6
				6			4	9
	7	4				1	6	5
2		8	5	1	7			3
3						8		7

Puzzle #45

EASY

4	8				2		9	
		7				6		
5	6		8	7	3			2
	2	3			5	1	4	
	5		9	3	6		2	7
			2			3		5
					7	5	8	
	9	6			4	2	7	
			1			9		

Puzzle #46

EASY

7			3		5			
	3						4	
	6	2	9			1		3
3			8			6	7	
			4		3	9		
9	4	8			2	3		
		1	7		8	4		
4		3		6	1	5	9	7
				3	4	2		

Puzzle #47

EASY

	5	2	8			1	9	
7	4				3			6
		1		5				
4				6			8	1
5	8		3	2		4		9
	1	3		8	4			5
					6		3	8
			1			9		
8			4	3		7		

Puzzle #48

EASY

Puzzle #49

EASY

	4	1	5				9	2
8								
9	5				7		4	1
		5				2		9
2		4		6	8			
	1	9		5		7		4
	2		1		4		7	
	6	7	2		3			8
1		8	6					3

Puzzle #50

EASY

9	3		4					
			5	3	1	6		9
	6		9	7			5	
	7	6		1	5	2	9	4
	5				9		6	7
4				6	8			
			6			1		2
	9			2		4	3	
2					4		7	6

Puzzle #51

EASY

				8			1		5
		1			3				9
		9			1			6	2
5		7		9			2	8	
8	3					1			
	9			3	5		7	1	
3						4	6		
1		6					9	2	7
9						7	4		

Puzzle #52

EASY

2		9	4			6	8	
5	1	8	3	6		7		
6	3						1	
4	9			5		3		
7			2			4		1
			1	8	4	5	9	
	4	7	5	2		8		
		6		3				
	5		6		8	9		

Puzzle #53

EASY

	7		2					8
2			5	1		6		
				4	8			2
8		7					4	6
1			4		6	3	5	
6						2		
5	2		3	7				9
			6	5	9		2	3
		6	8			4		5

Puzzle #54

EASY

8				4				
			2		9	7		8
7		2		3		9	4	
1	7		8		3			5
6			4		1	2	8	
		8	9	6	7		3	
		5	1				2	
4	6			8			7	9
	8							

Puzzle #55

EASY

Puzzle #56

EASY

2	1		6	4	9		5	
	4		7			9		
6	7		5			4	2	8
				6		2	4	
3		7		8				
			1	3	2		7	5
		1		9			8	
	3					6		9
8						5	3	

Puzzle #57

EASY

			5	4		7		2
		4		1			8	
	5			6	3	4		
9	7		8					5
5	2							
6				9		8	2	3
	8	2	6		1		5	
	6			8	9	2	1	
		9	4		2	3		8

Puzzle #58

EASY

					9	6	5	1
5			7				8	
2		8	1	3				7
			6				9	5
	4	6	2	5			7	
8	2			9	7			
3				6		7		9
		7		1			3	8
		4		7	3			

Puzzle #59

EASY

6		9						
8					4		7	
			2	1				
7						4		6
				9	6		2	3
	6	3	7	5	2	9		
	8	5				1	3	
	1	7		2	3	6	8	4
3	4	6	8	7			9	

Puzzle #60

EASY

7			9	5	2	1		
			1		3		2	7
2		1		7			5	6
9				1				
1	7		5	4				2
6						8	7	
			2	9	6		3	
	2		4			5		
4		6		3		2	1	

Puzzle #61

EASY

	4	7	2	5	9		6	
9	6	8		1	3	5		7
5			8				1	
	9	4	7		6			3
					2	9		
3	8	6					7	
		3	1	7		8		
	1				5		4	
					8		3	

Puzzle #62

EASY

		9		1	2		4	
			6		4		7	9
	2			9		6	1	5
5		3			7			
6				4		5		
	4							
3	1		4			9		2
9				3	5	8		1
	5	2			1		3	4

Puzzle #63

EASY

		2		6			8	
	1			4		3		6
			5		9	2	4	
	8		9	2	6			3
6		7			5		9	4
		3			1		2	8
			8		2			
		8		1	4	5		
	4	5	6		3		1	2

Puzzle #64

EASY

		2					8	5
				4	9	1	6	
4			8	7				3
	7			1		2	9	8
2				9		6		
	8							
	9		4	2	1		7	
1		5	3			8	4	9
6		4		8	5		1	

Puzzle #65

EASY

		6	5		8			
				1		7		8
8	1				2			
5	9				1	4		7
1				3	4		5	2
	4	7	9		5		3	
3				2			4	5
6			8	4		2		1
			1		7		9	3

Puzzle #66

EASY

		3					5	2
7						1	4	6
	1	8			2			3
	6		8		5			
		7	4	6	1			
	3	5	9	2		4	6	
3	2					6	8	
5	9		6		3		2	1
				1		5	3	4

Puzzle #67

EASY

2				1	5	9	6	
9		4	2		7	1		
	1			9	3	5		7
		1		8			4	
					1	7		8
3	7	8						
7		2			8			9
1				7	6		3	2
				4				5

Puzzle #68

EASY

2		9		4	1			
1	4				7		5	
		8		9	2	1		7
6	1		2	8	4			
			9			7		
9	8	5				4	2	
		1	7		5		6	
	6		4			3	7	
						9		2

Puzzle #69

EASY

7					3	4			5	
				8	2				3	4
1	4			6						9
8					7	6				5
2									8	3
3	6	5						9	1	
		8				9			7	1
9	5							4	6	2
	3							5		

Puzzle #70

EASY

8		5	9	1		7	6	
7		3	8		5			9
	6	4					1	
3			2	4				7
		7	5		8	2		
					1	3	8	
		2		8			3	
1		8	3			9		
4				9				5

Puzzle #71

EASY

	8	4		6	7	1		2
						4	3	
			9	4				7
1	3	9	7				2	
7	6			8			4	3
2		8		9			7	
	7		5		9			8
			4					
9		6		7	1	3		4

Puzzle #72

EASY

7		5	4					2
		2						
	9		5			3		7
	2	6	1		5	9		4
	1			6		2		8
					8			
	3	8			7	6	5	
9		7	6		3	8		
			8	9	2		4	

Puzzle #73

EASY

8		3		5		7	1	
	7		4	2		6		9
	9			1	7			5
6					3		7	8
	8	4		9			2	6
3			6			1	9	
4	3	1	8					
			5		9	2		
		2			4	8		3

Puzzle #74

EASY

7		1	3		6		2	
					4	8	1	6
	9	6	8				7	5
	4							1
			4	6			8	3
		2			5		6	
2		8			7		3	
9	4	7				1	5	2
		3	1		9			

Puzzle #75

EASY

	3	4	7		5	2		
5	6		8			4		
7	2			3			6	8
			3	1		7	5	
		5		2				1
	8							
2		3			9	6		5
6	9							4
		7	6	8	3	1	9	2

Puzzle #76

EASY

	8	5		6				4
	1				9	6	5	
		6		3	4			1
6	4		1	5	3		8	
9			2				3	
			9					2
8				7		9	1	
1	3		4	9			6	
5					8	4	7	

Puzzle #77

EASY

	7		6		5			1
1	8	2			4		3	
6		3		1	2			9
			4	5			8	3
8	2		1			7	6	
	4				8	9		
		1	5					
		7	2		9	1	4	
		8			1			

Puzzle #78

EASY

4		2	9		5	3		
	9			2				
		6	4	8	3			5
6			8		9			7
	2	4	6	1		5		8
	3					1		
	7							3
3		9				7		2
2	6	5		7		4	1	

Puzzle #79

EASY

1	9		7	8	3			
			1	4		9	7	8
8		6				1		
4	5	1	3		2			
	6		5		8	4	2	
	8	2	4	6	9			3
							6	
		8	9	5			4	
		5			7		9	

Puzzle #80

EASY

		7			1	3		
6						7		5
1	3	2		7	4			
4	7			2	5	9		
5				9	6			1
9		6						8
7	6	9						2
	4			8			3	7
		8	7	4			5	9

Puzzle #81

EASY

				6		8	9	4
		1						
	6		2	5		1		
	5	2		9			8	7
			7	8		9	1	5
	8	7			5	4		
4	1	8	3		6		5	
		3	5	4		7		8
				2	9		4	

Puzzle #82

EASY

3	5	6			2			1
8			5		1			
	1		3		6			4
6		1			8			
			6		7	3	8	9
	7	8	4	3			1	6
2		5				9	4	7
4				5				8
				8				3

Puzzle #83

EASY

Puzzle #84

EASY

	8				2		3	7
	9				7	6	4	5
5		7			3			1
			6	1	4	5		3
				5		7		
3	1	5		2	9		6	8
6	5	8				3		
		4				1	7	
							5	2

Puzzle #85

EASY

4	5				8	2		
	9	2		7		1	4	6
3	6		9	2			7	
		4		9		7	5	3
	2		3	4	7			
		8	1					
1		5	2	3			6	7
9							2	
2				6				

Puzzle #86

EASY

9	2	5			4			7
4			1	3	9	5		
6			5					9
				1	8	6	9	
2					3	1	7	4
		6	7	4				
		3			7	9		8
	6			8		4		
	4		9			7	3	

Puzzle #87

EASY

		6	4	1	2	5		
1								6
8	2				5	9		
				2	4	3		
	6			3		4		7
2	4	3			6			
6		2	5	8				4
9						6	5	2
		7	2			1		9

Puzzle #88

EASY

	7		8		6		2	
	3			1	7	5		4
6		9					7	8
						8		2
1			2	3				6
9	4	2			8			1
				6	1		8	7
	2		3	9			1	
		6					3	9

Puzzle #89

EASY

7		5	6	4				
9	3		7				6	8
				2	3			7
3	2	7	5		6			
6					9	2		
4			8	3				
								6
1		4	2	9		3		5
	7	8	3	6	4	1		

Puzzle #90

EASY

9		6	1	2				
	5			8	9	3	7	
	8	1		5	4			6
1	6	5			7	4		9
8							5	3
2	9	3	4				1	
	2				6			
7	3							
			3	4		7	8	

Puzzle #91

EASY

	4	7	9		2			1
	8	9		6	4		3	5
		5			8	7	4	
							5	
	3				7			2
	5		6		3			4
4		3	2		1			6
				9		1	2	
2		6				4		7

Puzzle #92

EASY

Puzzle #93

EASY

		1			5			4
		7	4			3	6	
				6	1			7
				2			4	
8	2	4		3		7	1	
9	7		1			8		
2	4	3	6	9	7		5	8
6	1							2
	5				4	6	3	9

Puzzle #94

EASY

	2	6		5			1	4	
9	1		7		6	5	2	
4	8		2					
	3	4			9	7		1
	7			1	3	4		
1		8						2
3		2					5	
			3	5	2			6
	6	7						

Puzzle #95

EASY

2	7		9				6	
9		8		6			2	
		5	4					
4						7		
6			3	7		1		5
7	1	9		5	8			
5		7	8	9			1	2
3		6		1				4
			7		3	6		9

Puzzle #96

EASY

Puzzle #97

EASY

		4				6	5	3
				7			8	
6		1			3	4		
4			1			7	3	2
	7		9			8	4	
	3			4	2			6
2			3	1		9		
	1	5	4					
	9	6	8					4

Puzzle #98

EASY

9			3			2		
	3				2			
1			4				9	
3			6		1	4		
5		2		3		9		
6	1	4			8			5
		3		4	9			1
		1	2		5		3	4
	5	8			3	6	2	

Puzzle #99

EASY

	4		8			2		7
7		8	9	4			3	5
		2		1		9		
	9			2		3	5	1
3		7				4		2
1				9				
	5			7	9		6	
6	3	1					2	9
			1		6		8	

Puzzle #100

EASY

	4	9	7		3			8
			1	4	2		7	
		7	9		6	5	1	4
9	1				5	3		
	8						5	6
7					1		9	
			5	9	4			
5		4	2			6		
8							2	5

Puzzle # 1

7	5	9	4	6	3	2	1	8
2	3	8	5	9	1	6	7	4
1	6	4	2	7	8	5	9	3
5	1	2	3	8	7	4	6	9
8	9	6	1	5	4	7	3	2
4	7	3	6	2	9	8	5	1
6	2	1	8	3	5	9	4	7
9	4	5	7	1	2	3	8	6
3	8	7	9	4	6	1	2	5

Puzzle # 2

7	5	1	6	3	8	9	2	4
4	2	3	9	1	7	5	8	6
9	6	8	2	4	5	7	3	1
2	4	9	1	7	3	6	5	8
1	3	5	8	2	6	4	9	7
6	8	7	5	9	4	3	1	2
8	9	6	7	5	2	1	4	3
3	1	2	4	6	9	8	7	5
5	7	4	3	8	1	2	6	9

Puzzle # 3

4	5	9	1	3	8	2	6	7
6	1	8	2	7	5	9	4	3
2	3	7	6	9	4	8	5	1
1	9	6	7	8	2	4	3	5
7	4	3	9	5	1	6	2	8
5	8	2	4	6	3	1	7	9
9	7	4	3	1	6	5	8	2
3	2	5	8	4	9	7	1	6
8	6	1	5	2	7	3	9	4

Puzzle # 4

9	4	5	1	6	3	7	2	8
2	6	8	5	4	7	1	9	3
1	3	7	9	2	8	6	5	4
6	7	2	8	5	4	9	3	1
3	5	9	7	1	2	4	8	6
4	8	1	3	9	6	5	7	2
7	2	6	4	3	9	8	1	5
8	1	3	6	7	5	2	4	9
5	9	4	2	8	1	3	6	7

Puzzle # 5

8	1	5	6	3	7	2	9	4
7	3	2	9	8	4	1	5	6
4	6	9	5	2	1	8	3	7
1	5	7	8	6	3	4	2	9
3	9	6	1	4	2	7	8	5
2	4	8	7	5	9	6	1	3
5	7	1	4	9	8	3	6	2
9	8	3	2	7	6	5	4	1
6	2	4	3	1	5	9	7	8

Puzzle # 6

4	3	5	2	8	7	6	9	1
2	7	8	1	9	6	3	5	4
1	6	9	5	4	3	2	8	7
9	4	2	8	1	5	7	6	3
8	5	3	6	7	4	9	1	2
6	1	7	3	2	9	5	4	8
5	8	4	7	6	2	1	3	9
3	2	1	9	5	8	4	7	6
7	9	6	4	3	1	8	2	5

Puzzle # 7

1	9	5	7	8	6	4	2	3
2	4	8	5	3	9	7	6	1
3	7	6	1	4	2	8	5	9
5	2	9	4	7	3	1	8	6
4	3	7	6	1	8	2	9	5
6	8	1	9	2	5	3	7	4
7	5	3	2	9	4	6	1	8
9	1	4	8	6	7	5	3	2
8	6	2	3	5	1	9	4	7

Puzzle # 8

7	5	9	6	8	4	2	1	3
6	3	1	9	2	7	5	4	8
4	8	2	3	5	1	6	9	7
3	7	6	4	9	2	1	8	5
1	9	8	5	7	3	4	2	6
5	2	4	1	6	8	3	7	9
2	6	5	7	1	9	8	3	4
9	1	3	8	4	6	7	5	2
8	4	7	2	3	5	9	6	1

Puzzle # 9

6	7	9	8	3	5	1	4	2
1	8	2	6	9	4	7	5	3
3	4	5	1	7	2	6	8	9
4	1	8	3	2	7	9	6	5
2	6	3	5	1	9	4	7	8
5	9	7	4	6	8	2	3	1
9	5	6	2	4	3	8	1	7
8	2	1	7	5	6	3	9	4
7	3	4	9	8	1	5	2	6

Puzzle # 10

2	6	8	4	1	7	3	5	9
5	1	3	6	2	9	8	7	4
4	9	7	8	3	5	1	2	6
6	2	4	3	7	1	9	8	5
3	5	1	9	8	4	2	6	7
8	7	9	5	6	2	4	3	1
9	8	5	2	4	6	7	1	3
7	4	2	1	5	3	6	9	8
1	3	6	7	9	8	5	4	2

Puzzle # 11

2	8	4	6	3	9	1	7	5
9	7	1	5	8	4	2	3	6
3	6	5	2	1	7	8	4	9
5	4	6	9	7	8	3	1	2
7	9	3	4	2	1	6	5	8
8	1	2	3	5	6	4	9	7
1	3	7	8	6	5	9	2	4
4	5	8	1	9	2	7	6	3
6	2	9	7	4	3	5	8	1

Puzzle # 12

3	8	6	5	1	7	9	4	2
4	5	2	3	8	9	7	1	6
9	7	1	2	4	6	3	8	5
5	3	8	9	2	1	6	7	4
1	9	4	7	6	5	2	3	8
6	2	7	4	3	8	1	5	9
8	6	5	1	9	3	4	2	7
7	4	3	6	5	2	8	9	1
2	1	9	8	7	4	5	6	3

Puzzle # 13

4	7	9	6	2	5	3	8	1
8	3	6	7	4	1	5	2	9
2	5	1	8	9	3	6	7	4
3	1	4	9	5	7	8	6	2
5	8	7	4	6	2	9	1	3
9	6	2	3	1	8	4	5	7
1	9	5	2	8	4	7	3	6
6	2	3	5	7	9	1	4	8
7	4	8	1	3	6	2	9	5

Puzzle # 14

1	4	9	3	6	8	2	5	7
8	3	6	2	7	5	9	4	1
2	7	5	1	9	4	6	8	3
5	2	8	4	3	9	7	1	6
4	9	1	7	2	6	5	3	8
3	6	7	5	8	1	4	9	2
7	8	4	9	1	2	3	6	5
9	1	3	6	5	7	8	2	4
6	5	2	8	4	3	1	7	9

Puzzle # 15

7	3	6	8	1	4	5	2	9
5	8	9	6	2	3	7	1	4
2	4	1	7	5	9	8	6	3
9	7	5	4	3	6	1	8	2
3	1	4	2	8	5	9	7	6
6	2	8	9	7	1	3	4	5
4	9	7	3	6	8	2	5	1
8	5	3	1	4	2	6	9	7
1	6	2	5	9	7	4	3	8

Puzzle # 16

7	4	2	8	5	6	1	3	9
8	5	1	9	7	3	6	4	2
9	6	3	4	1	2	7	8	5
3	1	9	6	2	7	8	5	4
6	2	4	5	8	9	3	7	1
5	7	8	3	4	1	2	9	6
1	3	5	7	6	4	9	2	8
4	9	6	2	3	8	5	1	7
2	8	7	1	9	5	4	6	3

Puzzle # 17

9	6	1	5	3	8	2	4	7
8	2	4	9	1	7	5	6	3
7	5	3	2	6	4	1	8	9
4	1	2	7	9	6	3	5	8
5	8	7	3	2	1	6	9	4
3	9	6	8	4	5	7	1	2
6	3	5	4	8	2	9	7	1
2	7	8	1	5	9	4	3	6
1	4	9	6	7	3	8	2	5

Puzzle # 18

8	2	7	3	6	5	4	1	9
1	6	3	2	9	4	5	7	8
9	5	4	7	1	8	2	6	3
2	4	1	5	3	7	8	9	6
5	9	6	4	8	1	3	2	7
7	3	8	9	2	6	1	5	4
4	8	5	6	7	2	9	3	1
6	1	9	8	5	3	7	4	2
3	7	2	1	4	9	6	8	5

Puzzle # 19

3	5	4	1	6	7	8	9	2
8	9	2	5	4	3	6	1	7
7	6	1	9	8	2	4	5	3
4	3	9	6	1	8	2	7	5
5	2	6	7	9	4	1	3	8
1	7	8	3	2	5	9	6	4
6	8	5	2	7	9	3	4	1
9	4	3	8	5	1	7	2	6
2	1	7	4	3	6	5	8	9

Puzzle # 20

5	2	6	8	7	3	4	1	9
9	7	8	6	4	1	2	3	5
3	1	4	9	2	5	8	6	7
4	5	1	2	8	6	9	7	3
7	8	3	4	5	9	6	2	1
2	6	9	1	3	7	5	8	4
8	3	7	5	6	4	1	9	2
1	4	2	3	9	8	7	5	6
6	9	5	7	1	2	3	4	8

Puzzle # 21

1	3	4	6	8	2	7	5	9
9	2	6	1	7	5	8	4	3
7	5	8	4	3	9	1	6	2
8	4	2	3	6	1	9	7	5
5	6	7	2	9	8	3	1	4
3	9	1	7	5	4	6	2	8
4	8	3	5	1	6	2	9	7
6	7	5	9	2	3	4	8	1
2	1	9	8	4	7	5	3	6

Puzzle # 22

2	9	1	8	3	5	6	7	4
7	3	6	4	1	9	2	5	8
4	5	8	7	2	6	1	9	3
1	7	3	6	8	4	5	2	9
8	4	9	1	5	2	7	3	6
5	6	2	3	9	7	4	8	1
6	2	7	9	4	8	3	1	5
9	1	4	5	7	3	8	6	2
3	8	5	2	6	1	9	4	7

Puzzle # 23

2	5	1	6	3	7	4	8	9
8	9	3	5	4	1	6	2	7
4	6	7	8	2	9	5	3	1
7	8	9	2	6	3	1	5	4
3	2	4	9	1	5	7	6	8
5	1	6	7	8	4	3	9	2
6	4	5	1	9	2	8	7	3
1	7	2	3	5	8	9	4	6
9	3	8	4	7	6	2	1	5

Puzzle # 24

6	9	8	2	5	7	1	3	4
5	1	4	9	8	3	6	2	7
2	3	7	4	6	1	5	8	9
1	7	2	6	3	8	9	4	5
3	8	9	1	4	5	2	7	6
4	5	6	7	9	2	3	1	8
7	6	1	5	2	4	8	9	3
8	4	5	3	1	9	7	6	2
9	2	3	8	7	6	4	5	1

Puzzle # 25

7	9	5	8	6	2	4	1	3
3	4	6	9	5	1	2	7	8
8	1	2	4	7	3	9	5	6
5	7	3	2	4	8	6	9	1
9	6	4	1	3	5	7	8	2
1	2	8	6	9	7	3	4	5
6	8	7	5	2	9	1	3	4
2	3	1	7	8	4	5	6	9
4	5	9	3	1	6	8	2	7

Puzzle # 26

2	1	8	7	9	4	3	6	5
5	3	9	2	6	8	4	1	7
6	7	4	5	1	3	8	9	2
9	6	1	4	5	2	7	3	8
7	8	2	1	3	6	9	5	4
3	4	5	8	7	9	6	2	1
4	5	3	9	2	7	1	8	6
8	2	6	3	4	1	5	7	9
1	9	7	6	8	5	2	4	3

Puzzle # 27

1	5	4	7	6	2	3	9	8
2	8	9	5	3	1	7	4	6
6	3	7	9	4	8	1	2	5
5	6	1	8	2	9	4	3	7
7	4	8	3	1	5	9	6	2
9	2	3	4	7	6	5	8	1
3	1	2	6	9	7	8	5	4
8	9	6	1	5	4	2	7	3
4	7	5	2	8	3	6	1	9

Puzzle # 28

1	5	9	4	7	8	3	6	2
3	4	6	2	9	1	5	7	8
2	8	7	3	6	5	1	9	4
5	7	4	8	1	9	6	2	3
9	2	1	6	4	3	8	5	7
8	6	3	5	2	7	4	1	9
7	9	8	1	5	4	2	3	6
6	3	5	7	8	2	9	4	1
4	1	2	9	3	6	7	8	5

Puzzle # 29

8	3	9	6	2	4	5	1	7
6	5	7	8	9	1	3	4	2
2	1	4	5	7	3	6	8	9
5	9	3	2	8	7	4	6	1
7	4	2	1	5	6	9	3	8
1	8	6	3	4	9	7	2	5
9	6	8	7	3	2	1	5	4
4	2	1	9	6	5	8	7	3
3	7	5	4	1	8	2	9	6

Puzzle # 30

3	2	1	5	7	6	8	9	4
7	9	8	1	3	4	6	2	5
4	5	6	9	2	8	3	1	7
5	7	9	2	6	3	4	8	1
6	1	3	8	4	9	7	5	2
8	4	2	7	1	5	9	3	6
9	8	4	6	5	1	2	7	3
2	6	5	3	8	7	1	4	9
1	3	7	4	9	2	5	6	8

Puzzle # 31

9	3	6	1	5	7	2	8	4
8	5	4	3	6	2	1	9	7
7	2	1	9	8	4	6	3	5
4	7	5	6	9	8	3	1	2
2	9	3	5	4	1	7	6	8
1	6	8	2	7	3	4	5	9
5	1	7	4	3	9	8	2	6
3	8	9	7	2	6	5	4	1
6	4	2	8	1	5	9	7	3

Puzzle # 32

2	3	1	4	7	8	9	6	5
8	7	6	5	9	3	4	2	1
9	5	4	1	2	6	8	7	3
3	8	7	2	6	9	1	5	4
6	4	2	8	1	5	3	9	7
1	9	5	7	3	4	2	8	6
4	2	8	3	5	7	6	1	9
7	1	9	6	4	2	5	3	8
5	6	3	9	8	1	7	4	2

Puzzle # 33

7	1	3	8	6	5	9	4	2
9	5	8	3	4	2	6	1	7
2	6	4	1	7	9	3	8	5
4	9	1	6	5	8	2	7	3
3	8	5	2	1	7	4	9	6
6	7	2	9	3	4	8	5	1
1	3	9	7	8	6	5	2	4
5	2	6	4	9	1	7	3	8
8	4	7	5	2	3	1	6	9

Puzzle # 34

5	4	1	2	7	8	3	6	9
7	2	6	9	1	3	8	4	5
8	9	3	4	6	5	7	2	1
6	1	7	3	9	2	5	8	4
9	3	8	5	4	7	6	1	2
4	5	2	6	8	1	9	7	3
1	6	5	7	2	9	4	3	8
2	7	9	8	3	4	1	5	6
3	8	4	1	5	6	2	9	7

Puzzle # 35

8	1	3	5	7	2	9	6	4
2	5	7	6	9	4	3	1	8
4	9	6	8	3	1	5	7	2
1	7	4	2	5	6	8	9	3
6	8	5	9	1	3	2	4	7
9	3	2	7	4	8	1	5	6
3	4	8	1	6	5	7	2	9
5	2	9	4	8	7	6	3	1
7	6	1	3	2	9	4	8	5

Puzzle # 36

8	1	7	3	2	5	9	6	4
3	9	5	1	6	4	8	7	2
4	6	2	8	9	7	5	1	3
9	8	4	7	3	2	6	5	1
7	5	1	6	4	9	2	3	8
2	3	6	5	1	8	4	9	7
6	7	9	4	8	3	1	2	5
5	2	8	9	7	1	3	4	6
1	4	3	2	5	6	7	8	9

Puzzle # 37

7	5	2	3	8	4	9	6	1
4	1	9	5	2	6	3	7	8
8	6	3	1	9	7	4	2	5
1	7	5	4	6	9	8	3	2
2	9	8	7	3	1	5	4	6
6	3	4	8	5	2	1	9	7
9	2	1	6	4	5	7	8	3
3	4	7	2	1	8	6	5	9
5	8	6	9	7	3	2	1	4

Puzzle # 38

4	2	6	5	7	3	8	1	9
1	5	7	8	9	2	6	3	4
3	8	9	1	6	4	5	2	7
6	9	8	7	3	5	1	4	2
5	7	1	2	4	6	9	8	3
2	3	4	9	1	8	7	5	6
7	1	2	4	8	9	3	6	5
8	6	5	3	2	7	4	9	1
9	4	3	6	5	1	2	7	8

Puzzle # 39

1	9	5	2	7	6	4	3	8
4	2	3	1	5	8	7	9	6
6	7	8	4	3	9	5	2	1
7	6	2	8	4	5	3	1	9
5	8	4	9	1	3	6	7	2
9	3	1	7	6	2	8	4	5
8	5	9	3	2	4	1	6	7
2	4	7	6	8	1	9	5	3
3	1	6	5	9	7	2	8	4

Puzzle # 40

7	9	3	1	6	5	8	4	2
4	2	6	9	8	7	1	3	5
8	5	1	4	3	2	7	6	9
5	6	4	3	7	8	9	2	1
9	7	8	6	2	1	4	5	3
3	1	2	5	4	9	6	7	8
6	8	7	2	1	3	5	9	4
2	4	5	8	9	6	3	1	7
1	3	9	7	5	4	2	8	6

Puzzle # 41

1	3	6	4	9	7	8	2	5
2	4	5	1	6	8	9	3	7
9	7	8	5	2	3	6	1	4
8	5	3	7	4	2	1	9	6
7	9	4	6	3	1	5	8	2
6	2	1	8	5	9	4	7	3
3	6	9	2	8	5	7	4	1
4	1	2	9	7	6	3	5	8
5	8	7	3	1	4	2	6	9

Puzzle # 42

6	2	9	4	1	8	3	7	5
7	8	3	9	5	2	6	4	1
4	5	1	6	7	3	9	8	2
1	7	5	8	9	6	4	2	3
9	6	2	7	3	4	5	1	8
8	3	4	1	2	5	7	9	6
2	4	6	5	8	9	1	3	7
3	9	7	2	6	1	8	5	4
5	1	8	3	4	7	2	6	9

Puzzle # 43

7	1	5	9	2	6	8	3	4
2	8	4	7	1	3	9	5	6
6	9	3	8	5	4	2	1	7
1	6	7	3	8	9	4	2	5
8	5	2	4	7	1	3	6	9
4	3	9	5	6	2	1	7	8
3	4	6	2	9	5	7	8	1
5	2	8	1	4	7	6	9	3
9	7	1	6	3	8	5	4	2

Puzzle # 44

4	8	2	9	5	3	6	7	1
5	3	1	4	7	6	9	8	2
7	9	6	8	2	1	5	3	4
6	5	9	3	4	2	7	1	8
1	4	3	7	8	9	2	5	6
8	2	7	1	6	5	3	4	9
9	7	4	2	3	8	1	6	5
2	6	8	5	1	7	4	9	3
3	1	5	6	9	4	8	2	7

Puzzle # 45

4	8	1	5	6	2	7	9	3
2	3	7	4	1	9	6	5	8
5	6	9	8	7	3	4	1	2
6	2	3	7	8	5	1	4	9
1	5	4	9	3	6	8	2	7
9	7	8	2	4	1	3	6	5
3	1	2	6	9	7	5	8	4
8	9	6	3	5	4	2	7	1
7	4	5	1	2	8	9	3	6

Puzzle # 46

7	1	4	3	2	5	8	6	9
5	3	9	1	8	6	7	4	2
8	6	2	9	4	7	1	5	3
3	2	5	8	1	9	6	7	4
1	7	6	4	5	3	9	2	8
9	4	8	6	7	2	3	1	5
2	5	1	7	9	8	4	3	6
4	8	3	2	6	1	5	9	7
6	9	7	5	3	4	2	8	1

Puzzle # 47

6	5	2	8	4	7	1	9	3
7	4	8	9	1	3	2	5	6
3	9	1	6	5	2	8	4	7
4	2	7	5	6	9	3	8	1
5	8	6	3	2	1	4	7	9
9	1	3	7	8	4	6	2	5
1	7	4	2	9	6	5	3	8
2	3	5	1	7	8	9	6	4
8	6	9	4	3	5	7	1	2

Puzzle # 48

7	9	5	1	4	2	8	3	6
3	8	4	7	9	6	1	2	5
1	6	2	3	8	5	9	4	7
8	7	6	2	3	4	5	9	1
4	5	9	6	1	8	3	7	2
2	1	3	9	5	7	4	6	8
5	2	8	4	6	9	7	1	3
9	3	7	8	2	1	6	5	4
6	4	1	5	7	3	2	8	9

Puzzle # 49

7	4	1	5	3	6	8	9	2
8	3	2	4	1	9	6	5	7
9	5	6	8	2	7	3	4	1
3	8	5	7	4	1	2	6	9
2	7	4	9	6	8	1	3	5
6	1	9	3	5	2	7	8	4
5	2	3	1	8	4	9	7	6
4	6	7	2	9	3	5	1	8
1	9	8	6	7	5	4	2	3

Puzzle # 50

9	3	5	4	8	6	7	2	1
7	8	2	5	3	1	6	4	9
1	6	4	9	7	2	3	5	8
8	7	6	3	1	5	2	9	4
3	5	1	2	4	9	8	6	7
4	2	9	7	6	8	5	1	3
5	4	7	6	9	3	1	8	2
6	9	8	1	2	7	4	3	5
2	1	3	8	5	4	9	7	6

Puzzle # 51

2	6	3	8	7	9	1	4	5
4	5	1	6	3	2	8	7	9
7	8	9	4	1	5	3	6	2
5	1	7	9	4	6	2	8	3
8	3	4	7	2	1	5	9	6
6	9	2	3	5	8	7	1	4
3	7	8	2	9	4	6	5	1
1	4	6	5	8	3	9	2	7
9	2	5	1	6	7	4	3	8

Puzzle # 52

2	7	9	4	1	5	6	8	3
5	1	8	3	6	2	7	4	9
6	3	4	8	7	9	2	1	5
4	9	1	7	5	6	3	2	8
7	8	5	2	9	3	4	6	1
3	6	2	1	8	4	5	9	7
9	4	7	5	2	1	8	3	6
8	2	6	9	3	7	1	5	4
1	5	3	6	4	8	9	7	2

Puzzle # 53

4	7	1	2	6	3	5	9	8
2	8	9	5	1	7	6	3	4
3	6	5	9	4	8	7	1	2
8	5	7	1	3	2	9	4	6
1	9	2	4	8	6	3	5	7
6	4	3	7	9	5	2	8	1
5	2	8	3	7	4	1	6	9
7	1	4	6	5	9	8	2	3
9	3	6	8	2	1	4	7	5

Puzzle # 54

8	1	9	7	4	5	3	6	2
3	4	6	2	1	9	7	5	8
7	5	2	6	3	8	9	4	1
1	7	4	8	2	3	6	9	5
6	9	3	4	5	1	2	8	7
5	2	8	9	6	7	1	3	4
9	3	5	1	7	4	8	2	6
4	6	1	3	8	2	5	7	9
2	8	7	5	9	6	4	1	3

Puzzle # 55

2	3	7	5	6	4	8	9	1
4	6	1	2	9	8	3	5	7
5	8	9	7	3	1	6	4	2
3	7	4	1	2	6	5	8	9
9	1	2	8	5	3	7	6	4
6	5	8	4	7	9	1	2	3
1	2	3	6	4	5	9	7	8
7	9	6	3	8	2	4	1	5
8	4	5	9	1	7	2	3	6

Puzzle # 56

2	1	8	6	4	9	3	5	7
5	4	3	7	2	8	9	6	1
6	7	9	5	1	3	4	2	8
1	8	5	9	6	7	2	4	3
3	2	7	4	8	5	1	9	6
9	6	4	1	3	2	8	7	5
4	5	1	3	9	6	7	8	2
7	3	2	8	5	4	6	1	9
8	9	6	2	7	1	5	3	4

Puzzle # 57

1	9	6	5	4	8	7	3	2
2	3	4	9	1	7	5	8	6
8	5	7	2	6	3	4	9	1
9	7	3	8	2	6	1	4	5
5	2	8	1	3	4	6	7	9
6	4	1	7	9	5	8	2	3
3	8	2	6	7	1	9	5	4
4	6	5	3	8	9	2	1	7
7	1	9	4	5	2	3	6	8

Puzzle # 58

4	7	3	8	2	9	6	5	1
5	1	9	7	4	6	3	8	2
2	6	8	1	3	5	9	4	7
7	3	1	6	8	4	2	9	5
9	4	6	2	5	1	8	7	3
8	2	5	3	9	7	1	6	4
3	5	2	4	6	8	7	1	9
6	9	7	5	1	2	4	3	8
1	8	4	9	7	3	5	2	6

Puzzle # 59

6	7	9	3	8	5	2	4	1
8	2	1	9	6	4	3	7	5
5	3	4	2	1	7	8	6	9
7	9	2	1	3	8	4	5	6
1	5	8	4	9	6	7	2	3
4	6	3	7	5	2	9	1	8
2	8	5	6	4	9	1	3	7
9	1	7	5	2	3	6	8	4
3	4	6	8	7	1	5	9	2

Puzzle # 60

7	6	4	9	5	2	1	8	3
8	5	9	1	6	3	4	2	7
2	3	1	8	7	4	9	5	6
9	8	2	6	1	7	3	4	5
1	7	3	5	4	8	6	9	2
6	4	5	3	2	9	8	7	1
5	1	8	2	9	6	7	3	4
3	2	7	4	8	1	5	6	9
4	9	6	7	3	5	2	1	8

Puzzle # 61

1	4	7	2	5	9	3	6	8
9	6	8	4	1	3	5	2	7
5	3	2	8	6	7	4	1	9
2	9	4	7	8	6	1	5	3
7	5	1	3	4	2	9	8	6
3	8	6	5	9	1	2	7	4
6	2	3	1	7	4	8	9	5
8	1	9	6	3	5	7	4	2
4	7	5	9	2	8	6	3	1

Puzzle # 62

7	6	9	5	1	2	3	4	8
1	3	5	6	8	4	2	7	9
4	2	8	7	9	3	6	1	5
5	9	3	1	2	7	4	8	6
6	8	1	3	4	9	5	2	7
2	4	7	8	5	6	1	9	3
3	1	6	4	7	8	9	5	2
9	7	4	2	3	5	8	6	1
8	5	2	9	6	1	7	3	4

Puzzle # 63

4	3	2	1	6	7	9	8	5
5	1	9	2	4	8	3	7	6
8	7	6	5	3	9	2	4	1
1	8	4	9	2	6	7	5	3
6	2	7	3	8	5	1	9	4
9	5	3	4	7	1	6	2	8
3	9	1	8	5	2	4	6	7
2	6	8	7	1	4	5	3	9
7	4	5	6	9	3	8	1	2

Puzzle # 64

7	6	9	1	3	2	4	8	5
8	3	2	5	4	9	1	6	7
4	5	1	8	7	6	9	2	3
5	4	7	6	1	3	2	9	8
2	1	3	7	9	8	6	5	4
9	8	6	2	5	4	7	3	1
3	9	8	4	2	1	5	7	6
1	2	5	3	6	7	8	4	9
6	7	4	9	8	5	3	1	2

Puzzle # 65

7	2	6	5	9	8	3	1	4
9	3	5	4	1	6	7	2	8
8	1	4	3	7	2	5	6	9
5	9	3	2	6	1	4	8	7
1	6	8	7	3	4	9	5	2
2	4	7	9	8	5	1	3	6
3	7	1	6	2	9	8	4	5
6	5	9	8	4	3	2	7	1
4	8	2	1	5	7	6	9	3

Puzzle # 66

9	4	3	1	7	6	8	5	2
7	5	2	3	9	8	1	4	6
6	1	8	5	4	2	9	7	3
4	6	9	8	3	5	2	1	7
2	8	7	4	6	1	3	9	5
1	3	5	9	2	7	4	6	8
3	2	1	7	5	4	6	8	9
5	9	4	6	8	3	7	2	1
8	7	6	2	1	9	5	3	4

Puzzle # 67

2	3	7	8	1	5	9	6	4
9	5	4	2	6	7	1	8	3
8	1	6	4	9	3	5	2	7
5	2	1	7	8	9	3	4	6
4	6	9	3	2	1	7	5	8
3	7	8	6	5	4	2	9	1
7	4	2	5	3	8	6	1	9
1	8	5	9	7	6	4	3	2
6	9	3	1	4	2	8	7	5

Puzzle # 68

2	7	9	5	4	1	6	3	8
1	4	6	8	3	7	2	5	9
5	3	8	6	9	2	1	4	7
6	1	7	2	8	4	5	9	3
4	2	3	9	5	6	7	8	1
9	8	5	1	7	3	4	2	6
3	9	1	7	2	5	8	6	4
8	6	2	4	1	9	3	7	5
7	5	4	3	6	8	9	1	2

Puzzle # 69

7	8	2	9	3	4	1	5	6
5	9	6	8	2	1	7	3	4
1	4	3	6	5	7	8	2	9
8	1	9	3	7	6	2	4	5
2	7	4	1	9	5	6	8	3
3	6	5	2	4	8	9	1	7
4	2	8	5	6	9	3	7	1
9	5	1	7	8	3	4	6	2
6	3	7	4	1	2	5	9	8

Puzzle # 70

8	2	5	9	1	4	7	6	3
7	1	3	8	6	5	4	2	9
9	6	4	7	2	3	5	1	8
3	8	1	2	4	9	6	5	7
6	4	7	5	3	8	2	9	1
2	5	9	6	7	1	3	8	4
5	9	2	4	8	7	1	3	6
1	7	8	3	5	6	9	4	2
4	3	6	1	9	2	8	7	5

Puzzle # 71

5	8	4	3	6	7	1	9	2
6	9	7	2	1	8	4	3	5
3	1	2	9	4	5	6	8	7
1	3	9	7	5	4	8	2	6
7	6	5	1	8	2	9	4	3
2	4	8	6	9	3	5	7	1
4	7	1	5	3	9	2	6	8
8	5	3	4	2	6	7	1	9
9	2	6	8	7	1	3	5	4

Puzzle # 72

7	8	5	3	4	9	1	6	2
3	6	2	7	8	1	4	9	5
1	9	4	5	2	6	3	8	7
8	2	6	1	7	5	9	3	4
5	1	3	9	6	4	2	7	8
4	7	9	2	3	8	5	1	6
2	3	8	4	1	7	6	5	9
9	4	7	6	5	3	8	2	1
6	5	1	8	9	2	7	4	3

Puzzle # 73

8	4	3	9	5	6	7	1	2
1	7	5	4	2	8	6	3	9
2	9	6	3	1	7	4	8	5
6	1	9	2	4	3	5	7	8
5	8	4	7	9	1	3	2	6
3	2	7	6	8	5	1	9	4
4	3	1	8	6	2	9	5	7
7	6	8	5	3	9	2	4	1
9	5	2	1	7	4	8	6	3

Puzzle # 74

7	8	1	3	5	6	9	2	4
3	2	5	7	9	4	8	1	6
4	9	6	8	1	2	3	7	5
8	6	4	2	7	3	5	9	1
5	7	9	4	6	1	2	8	3
1	3	2	9	8	5	4	6	7
2	1	8	5	4	7	6	3	9
9	4	7	6	3	8	1	5	2
6	5	3	1	2	9	7	4	8

Puzzle # 75

8	3	4	7	6	5	2	1	9
5	6	1	8	9	2	4	3	7
7	2	9	1	3	4	5	6	8
9	4	2	3	1	8	7	5	6
3	7	5	9	2	6	8	4	1
1	8	6	5	4	7	9	2	3
2	1	3	4	7	9	6	8	5
6	9	8	2	5	1	3	7	4
4	5	7	6	8	3	1	9	2

Puzzle # 76

2	8	5	7	6	1	3	9	4
4	1	3	8	2	9	6	5	7
7	9	6	5	3	4	8	2	1
6	4	2	1	5	3	7	8	9
9	5	8	2	4	7	1	3	6
3	7	1	9	8	6	5	4	2
8	6	4	3	7	2	9	1	5
1	3	7	4	9	5	2	6	8
5	2	9	6	1	8	4	7	3

Puzzle # 77

9	7	4	6	3	5	8	2	1
1	8	2	9	7	4	5	3	6
6	5	3	8	1	2	4	7	9
7	1	9	4	5	6	2	8	3
8	2	5	1	9	3	7	6	4
3	4	6	7	2	8	9	1	5
4	6	1	5	8	7	3	9	2
5	3	7	2	6	9	1	4	8
2	9	8	3	4	1	6	5	7

Puzzle # 78

4	8	2	9	6	5	3	7	1
5	9	3	7	2	1	8	6	4
7	1	6	4	8	3	9	2	5
6	5	1	8	3	9	2	4	7
9	2	4	6	1	7	5	3	8
8	3	7	5	4	2	1	9	6
1	7	8	2	9	4	6	5	3
3	4	9	1	5	6	7	8	2
2	6	5	3	7	8	4	1	9

Puzzle # 79

1	9	4	7	8	3	2	5	6
5	2	3	1	4	6	9	7	8
8	7	6	2	9	5	1	3	4
4	5	1	3	7	2	6	8	9
3	6	9	5	1	8	4	2	7
7	8	2	4	6	9	5	1	3
9	1	7	8	2	4	3	6	5
6	3	8	9	5	1	7	4	2
2	4	5	6	3	7	8	9	1

Puzzle # 80

8	5	7	9	6	1	3	2	4
6	9	4	2	3	8	7	1	5
1	3	2	5	7	4	8	9	6
4	7	1	8	2	5	9	6	3
5	8	3	4	9	6	2	7	1
9	2	6	3	1	7	5	4	8
7	6	9	1	5	3	4	8	2
2	4	5	6	8	9	1	3	7
3	1	8	7	4	2	6	5	9

Puzzle # 81

3	2	5	1	6	7	8	9	4
7	4	1	9	3	8	5	2	6
8	6	9	2	5	4	1	7	3
1	5	2	4	9	3	6	8	7
6	3	4	7	8	2	9	1	5
9	8	7	6	1	5	4	3	2
4	1	8	3	7	6	2	5	9
2	9	3	5	4	1	7	6	8
5	7	6	8	2	9	3	4	1

Puzzle # 82

3	5	6	8	4	2	7	9	1
8	4	9	5	7	1	6	3	2
7	1	2	3	9	6	8	5	4
6	3	1	9	2	8	4	7	5
5	2	4	6	1	7	3	8	9
9	7	8	4	3	5	2	1	6
2	8	5	1	6	3	9	4	7
4	6	3	7	5	9	1	2	8
1	9	7	2	8	4	5	6	3

Puzzle # 83

1	4	9	2	6	8	3	7	5
5	7	3	9	4	1	2	6	8
8	2	6	7	5	3	9	4	1
3	6	7	5	1	2	4	8	9
4	9	5	8	7	6	1	3	2
2	8	1	4	3	9	7	5	6
7	1	4	6	2	5	8	9	3
9	5	2	3	8	7	6	1	4
6	3	8	1	9	4	5	2	7

Puzzle # 84

1	8	6	5	4	2	9	3	7
2	9	3	1	8	7	6	4	5
5	4	7	9	6	3	2	8	1
8	7	9	6	1	4	5	2	3
4	6	2	3	5	8	7	1	9
3	1	5	7	2	9	4	6	8
6	5	8	2	7	1	3	9	4
9	2	4	8	3	5	1	7	6
7	3	1	4	9	6	8	5	2

Puzzle # 85

4	5	7	6	1	8	2	3	9
8	9	2	5	7	3	1	4	6
3	6	1	9	2	4	5	7	8
6	1	4	8	9	2	7	5	3
5	2	9	3	4	7	6	8	1
7	3	8	1	5	6	4	9	2
1	4	5	2	3	9	8	6	7
9	7	6	4	8	1	3	2	5
2	8	3	7	6	5	9	1	4

Puzzle # 86

9	2	5	8	6	4	3	1	7
4	8	7	1	3	9	5	2	6
6	3	1	5	7	2	8	4	9
3	7	4	2	1	8	6	9	5
2	5	8	6	9	3	1	7	4
1	9	6	7	4	5	2	8	3
5	1	3	4	2	7	9	6	8
7	6	9	3	8	1	4	5	2
8	4	2	9	5	6	7	3	1

Puzzle # 87

3	9	6	4	1	2	5	7	8
1	7	5	3	9	8	2	4	6
8	2	4	6	7	5	9	1	3
7	8	1	9	2	4	3	6	5
5	6	9	8	3	1	4	2	7
2	4	3	7	5	6	8	9	1
6	1	2	5	8	9	7	3	4
9	3	8	1	4	7	6	5	2
4	5	7	2	6	3	1	8	9

Puzzle # 88

4	7	1	8	5	6	9	2	3
2	3	8	9	1	7	5	6	4
6	5	9	4	2	3	1	7	8
7	6	3	1	4	5	8	9	2
1	8	5	2	3	9	7	4	6
9	4	2	6	7	8	3	5	1
3	9	4	5	6	1	2	8	7
8	2	7	3	9	4	6	1	5
5	1	6	7	8	2	4	3	9

Puzzle # 89

7	1	5	6	4	8	9	3	2
9	3	2	7	5	1	4	6	8
8	4	6	9	2	3	5	1	7
3	2	7	5	1	6	8	9	4
6	8	1	4	7	9	2	5	3
4	5	9	8	3	2	6	7	1
2	9	3	1	8	5	7	4	6
1	6	4	2	9	7	3	8	5
5	7	8	3	6	4	1	2	9

Puzzle # 90

9	7	6	1	2	3	5	4	8
4	5	2	6	8	9	3	7	1
3	8	1	7	5	4	2	9	6
1	6	5	8	3	7	4	2	9
8	4	7	2	9	1	6	5	3
2	9	3	4	6	5	8	1	7
5	2	8	9	7	6	1	3	4
7	3	4	5	1	8	9	6	2
6	1	9	3	4	2	7	8	5

Puzzle # 91

3	4	7	9	5	2	8	6	1
1	8	9	7	6	4	2	3	5
6	2	5	3	1	8	7	4	9
7	6	2	1	4	9	3	5	8
9	3	4	5	8	7	6	1	2
8	5	1	6	2	3	9	7	4
4	9	3	2	7	1	5	8	6
5	7	8	4	9	6	1	2	3
2	1	6	8	3	5	4	9	7

Puzzle # 92

5	1	4	7	6	3	8	9	2
6	3	9	8	1	2	4	7	5
8	2	7	9	5	4	3	6	1
2	7	5	4	9	6	1	8	3
9	6	8	1	3	5	2	4	7
1	4	3	2	7	8	9	5	6
4	9	6	5	2	1	7	3	8
3	8	2	6	4	7	5	1	9
7	5	1	3	8	9	6	2	4

Puzzle # 93

3	6	1	9	7	5	2	8	4
5	9	7	4	8	2	3	6	1
4	8	2	3	6	1	5	9	7
1	3	6	7	2	8	9	4	5
8	2	4	5	3	9	7	1	6
9	7	5	1	4	6	8	2	3
2	4	3	6	9	7	1	5	8
6	1	9	8	5	3	4	7	2
7	5	8	2	1	4	6	3	9

Puzzle # 94

7	2	6	3	5	8	1	4	9
9	1	3	7	4	6	5	2	8
4	8	5	2	9	1	6	3	7
6	3	4	5	2	9	7	8	1
2	7	9	8	1	3	4	6	5
1	5	8	6	7	4	3	9	2
3	9	2	1	6	7	8	5	4
8	4	1	9	3	5	2	7	6
5	6	7	4	8	2	9	1	3

Puzzle # 95

2	7	4	9	3	1	5	6	8
9	3	8	5	6	7	4	2	1
1	6	5	4	8	2	9	3	7
4	5	3	1	2	9	7	8	6
6	8	2	3	7	4	1	9	5
7	1	9	6	5	8	2	4	3
5	4	7	8	9	6	3	1	2
3	9	6	2	1	5	8	7	4
8	2	1	7	4	3	6	5	9

Puzzle # 96

6	7	1	2	3	4	8	5	9
2	5	3	9	6	8	7	4	1
9	8	4	5	1	7	6	3	2
1	2	5	7	4	6	9	8	3
8	4	9	3	5	1	2	7	6
7	3	6	8	9	2	5	1	4
3	6	2	4	8	5	1	9	7
5	9	7	1	2	3	4	6	8
4	1	8	6	7	9	3	2	5

Puzzle # 97

7	8	4	2	9	1	6	5	3
9	5	3	6	7	4	2	8	1
6	2	1	5	8	3	4	7	9
4	6	9	1	5	8	7	3	2
1	7	2	9	3	6	8	4	5
5	3	8	7	4	2	1	9	6
2	4	7	3	1	5	9	6	8
8	1	5	4	6	9	3	2	7
3	9	6	8	2	7	5	1	4

Puzzle # 98

9	4	5	3	1	7	2	6	8
8	3	6	5	9	2	1	4	7
1	2	7	4	8	6	5	9	3
3	7	9	6	5	1	4	8	2
5	8	2	7	3	4	9	1	6
6	1	4	9	2	8	3	7	5
2	6	3	8	4	9	7	5	1
7	9	1	2	6	5	8	3	4
4	5	8	1	7	3	6	2	9

Puzzle # 99

9	4	3	8	6	5	2	1	7
7	1	8	9	4	2	6	3	5
5	6	2	3	1	7	9	4	8
4	9	6	7	2	8	3	5	1
3	8	7	6	5	1	4	9	2
1	2	5	4	9	3	8	7	6
8	5	4	2	7	9	1	6	3
6	3	1	5	8	4	7	2	9
2	7	9	1	3	6	5	8	4

Puzzle # 100

1	4	9	7	5	3	2	6	8
6	5	8	1	4	2	9	7	3
3	2	7	9	8	6	5	1	4
9	1	6	8	2	5	3	4	7
4	8	2	3	7	9	1	5	6
7	3	5	4	6	1	8	9	2
2	6	3	5	9	4	7	8	1
5	7	4	2	1	8	6	3	9
8	9	1	6	3	7	4	2	5